DE LA MARCHE

DES MALADIES AIGUËS

ET DE L'INFLUENCE QU'ELLES EXERCENT

SUR

LES AFFECTIONS MENTALES

PAR

Paul LAUGIER

Docteur en médecine de la Faculté de Paris,
Attaché au Muséum d'histoire naturelle (anatomie comparée).

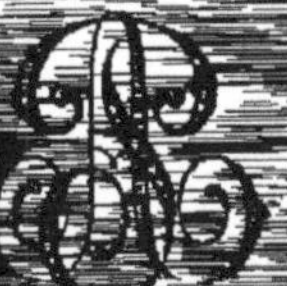

PARIS
[illegible]
[illegible]

DE LA MARCHE

DES MALADIES AIGUËS

ET DE L'INFLUENCE QU'ELLES EXERÇENT

SUR

LES AFFECTIONS MENTALES

PAR

Paul LAUGIER

Docteur en médecine de la Faculté de Paris,
Attaché au Muséum d'histoire naturelle (anatomie comparée).

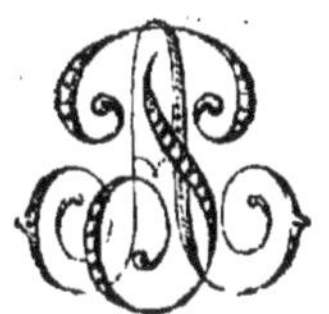

PARIS
IMPRIMERIE DE A. PARENT,
31, RUE MONSIEUR-LE-PRINCE, 31.

1873

DE LA MARCHE

DES MALADIES AIGUËS

ET DE L'INFLUENCE QU'ELLES EXERCENT

SUR

LES AFFECTIONS MENTALES

Febris spasmos solvit.
(Hipp.).

Pendant mon séjour à l'hospice de la Salpêtrière, j'ai eu l'occasion d'observer dans le service de M. le Dr Moreau (de Tours), mon maître, plusieurs aliénées atteintes tour à tour de maladies aiguës.

Frappé de l'influence salutaire que produisent ces maladies intercurrentes sur les différents genres de folie, j'ai réuni sur ce sujet quelques observations qu'on trouvera dans ce mémoire. Loin de moi la pensée de faire renaître ici la théorie des crises, sur laquelle tous les auteurs, tant anciens que modernes, ont longuement insisté : je me bornerai simplement, dans ce court exposé, à traiter un point de la pathologie mentale qui me semble avoir été trop négligé jusqu'à nos jours :

J'étudierai successivement la marche que suivent les différentes affections mentales au milieu de maladies intercurrentes aiguës, j'essaierai de démontrer la dérivation efficace que produisent ces dernières, je chercherai enfin à expliquer, si faire se peut, le pourquoi d'une semblable transition : tel est le triple but que je me suis proposé en écrivant ce mémoire, que je ne soumets à mes juges qu'à titre d'ébauche, me réservant de la compléter dans la suite par de nouvelles observations.

Ces transitions, pour ainsi dire brusques, succédant à une affection aiguë dans le cours d'une maladie mentale, n'ont pas échappé à certains observateurs. Dès les temps les plus reculés, on avait déjà constaté le rôle que jouent les affections aiguës et l'influence qu'elles exercent sur les affections mentales.

Si nous jetons un coup d'œil rétrospectif sur les œuvres d'Hippocrate, nous rencontrons dans ses aphorismes, le suivant : *Febris spasmos solvit*, qui, à lui seul, contient en germe tout ce que l'on peut dire sur ce sujet. A une époque moins reculée de nous, nous trouvons l'auteur du traité de la Mélancolie, Lorry (1725-1777), qui le premier fit paraître sur le sujet qui nous occupe aujourd'hui, un traité en latin, qui ne rappelle pas toujours celui de Cicéron, intitulé : *De præcipuis morborum mutationibus et conversionibus tentamen medicum.*

Mais dans ce traité, l'auteur, à propos des affections mentales, dont il fait un chapitre spécial, ne fait qu'indiquer les heureux résultats dont il a été quelquefois témoin, que produisent les maladies aiguës dans le cours des affections mentales, sans en tirer aucune conclusion. Pinel et Georget, qui viennent ensuite, ne font que signaler en passant ces métamorphoses. Il nous faut arriver jusqu'à Esquirol, à qui un admirable talent d'observation ne laissait rien échapper, pour trouver dans son immortel traité des maladies mentales, quelques passages trop courts sur ce sujet.

Pour mieux faire comprendre ce qui va suivre, il convient de dire un mot de ce qu'Esquirol appelle une crise.

Je laisse parler cet auteur :

« L'aliénation mentale (1), dit-il, se juge par résolution : cette terminaison, très-rare dans la folie chronique, s'annonce par un sentiment général de faiblesse, de lassitude et de fatigue, par la décoloration de la face et la diminution de l'activité musculaire, par le retour du sommeil, de l'appétit ou de la cessation de la voracité ; par le rétablissement des sécrétions ou bien par leur diminution, lorsqu'elles ont été trop abondantes. Toutes ces circonstances coïncidant avec la cessation progressive du délire, avec la manifestation de la sensibilité générale, annoncent la guérison prochaine.

La guérison est opérée, si le malade est revenu à ses anciennes idées, à ses anciennes affections, à ses

(1) Esquirol. T. I, p. 170 chap. VII.

anciennes habitudes, à son ancien caractère. Si l'on observe de plus près, on s'assure que tel individu qui, pendant le délire, ne pouvait verser une larme, pleure avec facilité ; que tel autre, sujet à tousser, à cracher, à suer, à éprouver des douleurs dans différentes régions, a reconquis toutes ces légères indispositions, sauvegardes de sa bonne santé ; car pour le médecin observateur, la résolution elle-même n'est pas seulement le retour normal et successif de toutes les fonctions ; mais il aperçoit toujours quelque léger phénomène critique ; si l'on ajoute les signes suivants à ceux que je viens d'indiquer, on aura alors les caractères d'une guérison parfaite.

« Le malade ne doit garder aucun souvenir pénible de sa maladie, il doit en causer indifféremment, revoir sans répugnance les personnes qui l'ont soigné et les lieux où il a été traité ; il doit être défiant de l'avenir sans exagération, adopter sans pusillanimité les avis qui lui sont donnés pour la conservation de sa santé. Ces derniers caractères sont si essentiels, que, s'ils manquent, je me défie toujours de la guérison d'un aliéné. »

Voilà ce qu'Esquirol entend par crise, et avec lui tous les auteurs.

C'est là en effet ce qu'on observe toujours à la suite des affections mentales, quand elles doivent avoir une heureuse issue, et c'est ce qui justifie le nom de crises naturelles que nous leur donnons, pour les distinguer de celles qui sont produites par une affection aiguë intercurrente, et auxquelles nous réservons le nom spécial de crises accidentelles.

Il suit de là que les crises ordinaires, dans les affections mentales, ne sont autre chose que le retour à la santé par le fait du rétablissement de certaines fonctions ; or, la plupart du temps cette crise n'est jamais provoquée, elle est toujours naturelle, c'est-à-dire qu'elle arrive fatalement ; et il en est ici des affections mentales comme des autres maladies : la terminaison des maladies que nous rencontrons tous les jours ne s'effectue-t-elle pas toujours par quelque crise plus ou moins sensible? N'avons-nous pas vu la variole jugulée par des abcès, la scarlatine par des épistaxis?

Telle est la terminaison ordinaire des affections mentales, et l'on pourrait même dire de toutes les maladies ; cette terminaison porte le nom de crise.

« J'ai constamment observé, dit Esquirol (1), que la guérison des maladies mentales n'est que trompeuse ou passagère, lorsqu'elle n'est point déterminée par quelques phénomènes critiques. » Et dans un autre passage :

« La guérison n'est certaine que lorsqu'elle a été signalée par quelque crise sensible (2). Lorsque la folie cesse tout à coup, sans qu'on puisse en assigner la cause critique, on doit craindre d'avoir affaire à une folie intermittente; si la folie passe si souvent à

(1) Esquirol. T. I, p. 168.

(2 Esquirol. T. I, p. 41.

l'état chronique, c'est que les efforts critiques sont rarement parfaits et souvent avortés. »

On voit par là toute l'importance qu'attachait Esquirol à ces crises naturelles.

Si nous avons insisté, un peu longuement peut-être, mais à dessein, sur les crises naturelles de la folie, c'est pour mieux faire comprendre la différence qui existe entre elles, et celles que nous allons actuellement étudier, c'est-à-dire les crises accidentelles, qui sont dues à une affection aiguë intercurrente.

Sur ce sujet Esquirol s'exprime en ces termes (1): « Les aliénés ne sont pas à l'abri des maladies intercurrentes épidémiques; celles-ci ont souvent une influence plus ou moins marquée sur la folie, soit qu'elles en suspendent la marche, soit qu'elles la fassent cesser, soit qu'elles terminent les jours des aliénés. » Cependant des statistiques prouvent qu'ils y sont beaucoup moins exposés que les personnes qui jouissent de la plénitude de leurs facultés. De là la difficulté de multiplier les observations sur ce sujet, vu la pénurie de cette sorte de malades; ce qui fait que nous avons dû, le nombre de cas que nous possédons étant assez restreint, emprunter quelques faits à certains auteurs, pour mieux éclairer le lecteur sur cette question.

Toutes les affections mentales ne sont pas susceptibles de guérison ou d'amélioration sous telle ou telle influence morbide : parmi celles où ces heureux

(1) Esquirol. T. I, p. 41.

effets ont été le plus souvent constatés, il faut citer la manie, la monomanie et la mélancolie. Par ordre de fréquence les maniaques sont certainement ceux qui nous offrent le plus d'exemples de guérison ; puis viennent les mélancoliques et enfin les monomanes, à quelque ordre qu'ils appartiennent.

On est étonné, à première vue, de voir cette dernière catégorie d'aliénés guérir par ce moyen, quand tous ceux employés jusque-là semblent avoir échoué, et que le malade a été pour ainsi dire abandonné. Pour toute personne, en effet, un peu familiarisée avec ce genre de malades, il n'en est pas de plus difficiles à guérir; quoi qu'on leur dise ou qu'on leur fasse, ils reviennent toujours à leurs anciennes idées, dont ils poursuivent les moindres détails avec un raisonnement inouï : ce n'est qu'avec beaucoup de peine qu'on arrive à déraciner chez eux les idées fixes qui les assiégent continuellement et qui font le désespoir des personnes qui sont chargées de rendre ces malheureux à la raison.

Dans ces cas la dérivation produite par une maladie aiguë intercurrente est vraiment remarquable ; c'est une substitution qui se traduit pour ainsi dire graduellement, c'est la nature qui opère à la place de l'art, qui le plus souvent est resté impuissant.

Mais cette heureuse transformation, pourra-t-on nous objecter, qu'elle ait été purement accidentelle, ou bien provoquée, laisse-t-elle toujours entrevoir un espoir de guérison durable ?

Plusieurs cas peuvent se présenter ; nous allons les examiner :

1° Le malade est jeune, et son affection mentale est de date récente, sans hérédité ;

2° Le malade est âgé; et son affection est ancienne;

3° Enfin le sujet est âgé, l'affection mentale remonte à une époque déjà éloignée, avec de l'hérédité bien constatée.

Il est évident que pour ces différents cas, le pronostic doit varier : du reste, les différentes observations qui nous ont servi de base dans ce travail nous permettent de dire, sans crainte de trop généraliser, que la guérison des affections mentales par le moyen que nous indiquons ici, est d'autant plus solide, que le sujet est plus jeune, et son affection moins ancienne. D'ailleurs entre ces deux termes extrêmes, c'est-à-dire la guérison complète, ce qui a été observé un certain nombre de fois, et l'amélioration, il existe des termes moyens, au sujet desquels toute appréciation est souvent difficile et hasardée.

Comment se produit cette dérivation ? En vertu de quelles lois ou de quels principes un aliéné soumis à telle ou telle influence morbide recouvre-t-il la raison? C'est là un point que nous examinerons plus loin. Après ces préliminaires, il nous devient plus facile d'étudier la marche que suivent les affections mentales au milieu de maladies intercurrentes aiguës.

Pour nous rendre plus clair, prenons un exemple :

Supposons un maniaque atteint d'érysipèle de la face, comme il nous a été donné de l'observer une fois ; voici ce qui se produit :

Tout d'abord cet aliéné, qui la veille criait, vociférait, déchirait ses vêtements, et commettait toute espèce d'extravagances, devient plus calme, ses traits sont moins accentués ; ses yeux moins mobiles ont perdu ce roulement continu qui imprimait à la physionomie un air farouche ; les muscles sont moins contracturés ; il se produit en un mot une détente dans toute l'économie, à laquelle le cerveau participe. La maladie se confirmant davantage, la parole devient moins brève, le tremblement de la langue et des lèvres disparaît, les mouvements, de violents et de brusques qu'ils étaient, se coordonnent, et bientôt sous l'influence de cet érysipèle, l'aliéné tombe dans une résolution, qui, chose remarquable, est d'autant plus complète, et partant plus salutaire, que l'affection aiguë est plus intense.

Dès ce moment l'aliéné entre pour ainsi dire dans une ère nouvelle; on dirait qu'il sort d'un rêve; il est tout surpris de reconnaître ses surveillants; il parle raisonnablement, il avoue qu'il a été malade; il pleure, il veut retourner chez-lui, il demande enfin à voir ses enfants ; la crise, comme le dit Esquirol, est complète et légitime.

Pendant ce temps l'affection aiguë suit son cours: cet érysipèle, qui peu à peu s'est substitué à l'affection cérébrale, a accompli son œuvre ; l'aliéné a recouvré la raison.

Mais cette heureuse transformation, qu'elle se produise plus ou moins vite, présente quelques particularités sur lesquelles il ne nous paraît pas inutile d'insister un moment. La réaction chez ce genre de malades ne se produit pas de la même façon que chez ceux qui jouissent de toutes leurs facultés. Chez ces derniers en effet, chez un individu atteint de pneumonie, par exemple, le début se fait surtout remarquer par l'invasion de la fièvre qui est plus ou moins forte, par la coloration de la face qui devient vultueuse, et par d'autres signes encore que l'on connaît. Chez l'aliéné, rien de semblable au début de telle ou telle affection aiguë : on voit bien qu'il ne présente pas le même habitus ; il est abattu, et sa figure exprime la souffrance : mais à ce moment il ne présente encore aucun symptôme caractéristique de telle ou telle maladie ; de plus, un phénomène remarquable se passe du côté de la circulation; le pouls en effet est le plus souvent normal, quand, d'après l'état du malade, il devrait déjà y avoir de la fièvre : toutes choses qui viennent augmenter la difficulté du diagnostic; c'est surtout à cause de cette particularité, qu'il devient urgent d'examiner, dans ce cas, tous les organes séparément, et il est bien rare alors de ne pas rencontrer chez ce genre de malades, soit par l'auscultation, soit par la percussion , la lésion qu'ils ne trahissent encore au dehors par aucun symptôme.

La maladie, en un mot, chez ces malades se présente d'un façon insidieuse, et avec des signes souvent trompeurs ; elle existe, pour ainsi dire, à l'état latent; cette particularité se remarque surtout chez les aliénés déjà avancés en âge, et chez lesquels chaque organe semble vivre d'une vie propre. Cette lenteur de la réaction, et l'apparition tardive de la fièvre, qui ne s'établit, en effet, que lorsque les autres symptômes caractérisant la maladie se sont montrés, caractérisent la période de prostration où se trouve alors le malade. C'est là un point de la pathologie mentale qui n'est pas sans intérêt, et que nous ne faisons que mentionner, n'ayant aucune donnée suffisante à notre disposition pour l'expliquer.

Les quelques observations qui suivent démontrent jusqu'à l'évidence ce que nous venons d'avancer.

Observation I (M. Moreau de Tours).

M. X*** est malade depuis huit ans; présentement il est dans l'état suivant : mélancolie profonde, terreurs imaginaires, convictions que des ennemis cachés n'attendent qu'une occasion propice pour le tuer, et en attendant, emploient une foule de moyens (l'électricité, l'empoisonnement lent, etc.) pour ruiner sa santé, et, comme il ne cesse de le répéter, le faire mourir à petit feu.

Présentement (année 183...) M. X*** est plongé dans la stupeur : quelques rares paroles qu'on n'obtient de lui qu'avec une peine infinie, prouvent que de nombreuses idées fixes maîtrisent toutes ses facultés et lui imposent l'immobilité, le mutisme, parfois aussi les emportements qui lui sont habituels.

De temps à autre, il survient une légère excitation incohérente de la nature de celles qui ne s'observent que dans les cas de démence confirmée.

En raison de la nature même de la maladie et surtout de sa longue durée, le pronostic (porté par le plus illustre des aliénistes français) est à peu près désespéré. Cependant, vers l'année 1837, M. X*** est atteint d'une dysentérie grave qui inspire de vives inquiétudes. Durant les sept premiers jours, M. X*** ne sort pas de son mutisme habituel : à peine de violentes coliques lui arrachent-elles de faibles gémissements; comme un enfant il se laisse soigner, mais de son propre mouvement ne fait absolument rien pour cela.

Vers le 10e jour les accidents dysentériques s'amendent rapidement. Le médecin, qui, depuis le commencement du mal, ne l'avait pas quitté, dut s'absenter pendant quelques heures.

A son retour il trouve le malade debout; les yeux pétillant de joie et les bras tendus vers lui : « Mon cher docteur, s'écrie M. X***, que je suis heureux de vous voir! Je suis guéri; je ne sais quoi vient de se passer en moi, il me semble qu'un voile est tombé de mes yeux, que je sors d'un rêve, d'un cauchemar, de je ne sais quoi... »

M. X*** disait vrai, il était guéri, absolument guéri.

Cette observation, que nous devons à l'obligeance de M. Moreau (de Tours), est des plus concluantes; elle montre, en effet, dans ses moindres détails, les diverses phases à travers lesquelles passe l'aliéné, atteint d'affection aiguë.

Ces différentes phases, durant lesquelles la nouvelle maladie subit son évolution, peuvent être ramenées à deux :

1° Tout d'abord, au moment où la maladie fait son invasion, le premier phénomène que l'on observe, c'est l'abattement, et cela aussi bien chez le maniaque en fureur que chez le mélancolique. Cette rémission, ou plutôt cette cessation des symptômes psychiques n'est pas toujours la même, quant à la durée; elle oscille la plupart du temps entre 2 et 5 jours; elle peut même aller quelquefois au delà, comme dans l'observation que nous venons de citer, mais c'est là une exception. Pendant ces quelques jours le malade est tout à fait prostré, les muscles sont dans le relâchement, il se produit une détente complète dans tout le système nerveux. Le malade regarde partout d'un air étonné, mais il ne parle pas. Les douleurs les plus vives ne lui arrachent souvent aucune plainte. C'est dans cette période, à laquelle nous donnons le nom de *période de prostration*, que se produit une sorte de travail intérieur au moyen duquel l'affection mentale cède la place pour ainsi dire à la nouvelle maladie; ce travail intérieur n'est rien autre que la réaction qui se produit d'une façon toute latente; cette période, à la fin de laquelle la fièvre fait ordinairement son apparition, serait peut-être mieux désignée sous le nom de période de substitution.

Quant à la seconde période, elle est signalée par la fièvre, c'est la *période inflammatoire*, durant laquelle les différents symptômes suivent leurs cours. C'est seulement à ce moment que l'aliéné commence à souffrir visiblement, c'est à ce moment aussi qu'il recouvre ses facultés.

Observation II (M. Moreau, de Tours).

M. J*** est dans un état de manie chronique avec hallucinations de l'ouïe et d'anciennes idées de persécution. Rémittence très-prononcée dans les accès qui parfois atteignent une violence assez vive, mais peu durable. Les fatigues corporelles, les exercices forcés ont sur eux une action sédative marquée. L'inaction, le repos, ne fût-ce que de quelques heures de durée, sont au contraire presque toujours suivis d'une agitation plus ou moins vive, du réveil parfois dangereux d'idées fixes, d'emportements inattendus, etc.

Cet état, qui remonte à de longues années (10 ans au moins), ne reconnaît guère d'autre cause qu'une puissante influence héréditaire, et a résisté aux traitements les plus variés, à un isolement prolongé dans un des premiers établissements spéciaux de Paris.

En 183..., M. J***, étant en Italie, contracte une blennorrhée. Dès l'apparition des premiers symptômes, l'état mental de M. J***, qui d'ailleurs ne se préoccupait nullement de sa maladie, s'amendait sensiblement, et au bout de quelques jours on eût pu croire à une sérieuse guérison, si le malade eût eu une conscience plus précise, plus claire de sa situation passée et présente.

Bien que rien n'eût été tenté pour guérir le mal, et qu'au contraire on se fût efforcé de l'entretenir, il disparut insensiblement dans l'espace de sept semaines environ, et à partir de cette époque, en moins de trois ou quatre jours, les accidents primitifs reprirent toute leur intensité.

M. J*** est mort une dizaine d'années plus tard, sans que la moindre modification se soit manifestée dans son état.

Cette observation est intéressante à deux points de vue. En effet, ce malade, sous l'influence de cette blennorrhée, est rentré en possession de ses facultés, ce qui n'est pas le fait ordinaire, comme nous allons le voir ; en second lieu, ce malade n'a pas profité longtemps des bienfaits que lui avait procurés son affection secondaire. Or, ce fait qui à lui seul paraîtrait infirmer tout d'abord ce que nous avons dit jusqu'à présent, ne fait au contraire que corroborer l'idée que nous soutenons ici. Et en effet il faut bien s'entendre sur le sens de l'expression, maladie aiguë. Nous réservons exclusivement ce nom à toute affection d'une certaine durée, et dont un des caractères constants est la fièvre. Une blennorrhée est certainement bien une affection aiguë, mais c'est une affection purement locale, sans fièvre, incapable par conséquent de produire par elle-même une perturbation générale dans toute l'économie. Il en est de même de toutes ces indispositions plus ou moins fugaces, qui ne laissent aucune trace de leur passage. Ce qui ne veut pas dire que toute affection apyrétique est incapable de produire le même effet que les affections aiguës; nous venons d'en citer un exemple. Mais, nous le répétons, ces exemples en sont rares, et dans les cas où ces heureux effets ont pu être constatés, il y a toujours eu un aide qui a contribué à la guérison ou à l'amélioration, aide souvent plus puissant que la maladie elle-même, nous voulons parler du traitement moral, dont on fait souvent trop bon marché. Et en effet, chez le malade de M. Moreau (de Tours), dont nous venons de rapporter l'observation, est-il permis de supposer un instant que c'est cette blennorrhée qui a amené la guérison de M. J*** ? Cette affection toute locale en a été le point de départ, mais elle n'en a pas été la seule cause. Les choses ont dû assurément se passer autrement, c'est-à-dire qu'on a usé de la situation du malade qui venait de contracter cet accident, on lui a fait un tableau des plus alarmants de ce mal vénérien, on en a exagéré à dessein les funestes effets. Effrayé d'un langage si peu rassurant, M. J*** s'est mis à craindre pour l'avenir; c'est dans cette crainte salutaire, adroitement inspirée par le médecin, qu'il faut chercher la véritable cause de la guérison momentanée dont a joui ce malade, et non dans la maladie elle-même, qui, nous le répétons, n'en a été pour ainsi dire que l'occasion.

Esquirol, à la vérité, cite quelques exemples de folie dont la guérison a coïncidé soit avec des dartres, soit avec toute autre affection bénigne; mais, qu'on le remarque bien, l'auteur que nous venons de citer ne dit pas que ces maladies en ont été la cause; il semble plutôt s'éloigner de cette idée, puisqu'il ne regarde la guérison survenue dans ces cas, et l'apparition de ces différentes affections, que comme une simple coïncidence.

Il suit de là, que s'il eût été possible d'entretenir plus longtemps cette affection, on eût peut-être pu espérer une guérison plus solide et plus durable. Entretenir la maladie, toutes les fois qu'elle ne présentera aucun symptôme inquiétant, et à condition que la constitution physique du malade le permette; voilà donc un moyen qui devient pour le médecin une ressource immense, dont nous avons essayé jusqu'ici de faire voir les heureux résultats, dans le traitement si ingrat de l'aliénation mentale; nous disons plus, c'est un devoir; comme c'est un devoir également de la provoquer dans un certain nombre de cas.

Observation III (personnelle).

La nommée A***, âgée de 40 ans, journalière, née à Guérard (Seine-et-Marne), est entrée le 25 avril 1871 à l'hospice de la Salpêtrière, dans le service de M. le D[r]. Moreau (de Tours). Cette femme est atteinte d'agitation maniaque avec affaiblissement de l'intelligence. On n'a pu se procurer aucun renseignement sur ses antécédents; elle présente un mauvais état général à son entrée à l'hospice.

Le 19 juin, c'est-à-dire près de deux mois après son entrée, la malade devient calme, sans que rien puisse faire prévoir une aussi brusque transition dans son état.

Le 24 juin, elle est prise de diarrhée incoercible; les lavements d'amidon laudanisés, les opiacés, le bismuth ne produisent aucun résultat. Pendant ce temps l'état mental s'améliore; la malade parle un peu, elle ne cesse de se plaindre de douleurs d'entrailles très-violentes.

Le 24 juin, une bronchite intense vient compliquer la diarrhée; le pouls bat de 80 à 84 à la minute; le thermomètre introduit dans l'aisselle marque 39,2. Dans cet état la malade ne fait que se plaindre; elle exprime toutes ses craintes sur sa situation, qui ne sont malheureusement que trop fondées. Profitant de ce moment de rémission, nous lui adressons quelques questions au sujet de son affection cérébrale, auxquelles elle nous répond d'une façon très-claire et très-précise.

Le 25 juin, la fièvre continue, mais le pouls devient petit.

Le 26, la malade est d'une faiblesse extrême, on ne sent plus le pouls qu'avec peine.

Le 27 du même mois, cette femme meurt en pleine connaissance, après avoir recouvré la plénitude de ses facultés.

Observation IV (personnelle).

La nommée R*** (Marie Anne), âgée de 46 ans 1/2 lingère, née à Montare (Loir-et-Cher), est entrée à l'hospice de la Salpêtrière, le 9 janvier 1866.

Cette malade est atteinte de mélancolie avec idées de suicide très-prononcées ; avec accès d'agitation maniaque par moments.

La mère de cette malade était très-colère et très-nerveuse, cependant on n'a jamais constaté chez elle aucune attaque d'épilepsie. Le père, riche fermier, qui ne vivait pas avec sa femme, est mort de cirrhose à l'âge de 40 ans ; il était atteint de dipsomanie. Quant aux autres ascendants et aux collatéraux, nous ne possédons sur eux aucun renseignement.

Jusqu'à l'âge de 18 ans environ, cette malade n'a fait aucune maladie ; ce n'est qu'à dater de cette époque que quelques idées de suicide ont commencé à l'importuner : elle était alors chez ses patrons ; ces idées, au rapport de la malade, reconnaissent pour cause les mauvais traitements que sa mère lui faisait subir. Elle se sauva un jour de la boutique où elle était employée, pour aller se jeter à l'eau ; mais après mûre réflexion, elle se dirigea vers une église. où elle rencontra une femme, qui, à son air égaré, soupçonnant son triste projet, lui fit d'abord prendre un peu de nourriture chez des religieuses où elle l'avait conduite ; de là elle la reconduisit chez ses patrons. La malade devint plus raisonnable après cette première atteinte, et promit de ne plus recommencer. Malgré cette redoutable affection cette femme s'est mariée, et est devenue mère de deux enfants, tous deux morts en bas âge de convulsions.

L'apparition des premières règles chez cette femme n'a été marquée par aucun trouble nerveux ; avant cette époque elle était douce de caractère.

L'invasion du délire date donc du moment où elle se trouvait chez ses parents : une fois dans son ménage, elle a eu plusieurs attaques nerveuses, qu'il ne nous est pas permis de caractériser maintenant, d'après les renseignements que nous donne la malade. C'est à partir de l'âge de 18 ans que les accès de mélancolie avec propension au suicide ont fait leur apparition : ces accès ont duré jusqu'à cette époque, la malade a actuellement 48 ans, ce qui fait une durée de 22 ans.

Cette femme est entrée à l'hospice de la Salpêtrière à plusieurs reprises, notamment dans le service de M. Mitivié.

Actuellement elle est dans le service de M. Moreau, depuis le mois de janvier 1866, présentant tous les caractères de la manie à double forme, avec prédominance d'idées de suicide.

Dans cet état qui offre des paroxysmes par intervalles, la malade est prise vers le milieu de l'année 1871 de douleurs violentes à l'épigastre, accompagnées de nausées et parfois même de vomissements ;

ces douleurs se répercutent dans le dos, et sont bientôt suivies de vomissements bilieux incoercibles. Peu à peu ces vomissements deviennent sanglants et se répètent plusieurs fois dans une même journée. Le pouls est d'une faiblesse extrême ; aprés plusieurs examens minutieux, on diagnostique un ulcère de l'estomac.

Durant cette période de douleurs, on remarque une grande amélioration dans les facultés de la malade ; craintes mal fondées, refus de nourriture, idées de suicide, tout a disparu ; cette femme paraît revenir d'un autre monde, après un mutisme systématique datant de longue date, elle reprend l'usage de la parole, dont elle abuse auprès du médecin pour lui demander du soulagement.

Elle est soumise pendant quelque temps au régime lacté et à la glaçe. L'affection gastrique continue à faire des progrès, qu'on essaie de combattre par tous les moyens employés dans ce cas. Vers le mois de septembre de la même année, la maladie est à peu près enrayée. Quant à l'affection mentale, il n'en existe plus aucune trace.

Depuis cette époque, cette malade ne s'est jamais ressentie de son ancienne affection ; elle jouit actuellement d'une santé parfaite; en conséquence, elle a été invitée à quitter l'établissement; mais sur les instances de cette femme, qui, une fois rendue à la liberté, n'entrevoit aucun moyen de subvenir à ses besoins, le médecin qui dirige le service, dans une intention toute philantropique qu'on ne saurait trop louer, l'a autorisée à profiter encore quelque temps du régime hospitalier, quoique radicalement guérie.

Observation V (Esquirol).

Un jeune homme natif de Caen, âgé de 23 ans, d'un tempérament lymphatique, d'une constitution nerveuse, d'un caractère vif, très-sensible, avait été tourmenté par des hémorrhoïdes. Après les premiers orages de la Révolution, il se livre avec ardeur au commerce ; à l'âge de 21 ans il conçoit la passion la plus vive pour une jeune personne qui ne le voit point avec indifférence. Un de ses amis lui fait part du projet qu'il a d'épouser cette demoiselle; dès lors M. B*** concentre son amour et continue de vivre avec son ami et celle qu'il aime, sans trahir ses sentiments ; mais il devient peu à peu triste, sombre, retiré. Sa mère meurt sur ces entrefaites ; il en éprouve le chagrin le plus profond, il prend du dégoût pour ses occupations, forme la résolution d'abandonner le commerce, de quitter sa famille et les lieux qui l'ont vu naître, il se refuse aux plaisirs de son âge et ne se rend plus en société que par bienséance.

L'hiver suivant se passe dans cet état de mélancolie; M. B***, éprouve tantôt de la constipation, tantôt du dévoiement et se plaint de maux de tête affreux.

Dans les premiers jours du printemps, B*** s'échauffe, s'excite dans une réunion nombreuse et bruyante ; au milieu de la soirée, pendant qu'il danse avec son amie, il est pris de mouvements convulsifs. Le délire le plus violent éclate ; le malade trahit son secret, dévoile son amour et se le reproche; il appelle sans cesse l'objet de sa passion, méconnaît ses parents et ses amis, refuse toute assistance. Cet état persiste pendant quatre jours; plusieurs hommes suffisent à peine pour le retenir dans son lit. Les convulsions cessent, le délire va croissant, le malade repousse les remèdes et prétend se guérir seul. Un de ses amis le décide à se laisser saigner du pied, à prendre quelques boissons rafraîchissantes et calmantes. Il y a moins d'agitation; mais l'incohérence des idées et des actions est la même. M. B*** éprouve un besoin irrésistible de marcher ; il a recours à la ruse pour se soustraire à la surveillance de ses amis et de ses parents ; il menace, il frappe même ceux qui s'opposent à ses volontés, ou qui l'accompagnent dans ses courses. Tels sont les traits qui caractérisent cette maladie pendant les deux premiers mois, après lesquels le malade est confié à mes soins vers le milieu du mois d'avril 1802. A son arrivée M. B*** descend de voiture sans faire attention à personne, monte, descend, remonte les escaliers avec une promptitude extrême. En me voyant, il me touche la main : « Vous êtes Bonaparte, je vous connais, je vous ai vu; que j'ai de plaisir! n'êtes-vous pas lui? embrassez-moi; je suis votre secrétaire. » Je veux détruire cette illusion; le malade insiste et devient menaçant : « Vous avez beau faire, dit-il, je ne me trompe point. » Il court, va, revient, ne peut rester un instant en place. Un ami qui l'accompagne lui assure qu'il est chez un médecin... Bah! bah! vous ne me tromperez pas. Nous nous mettons à table, il dévore; la joie est peinte sur sa physionomie; la face est colorée, les yeux sont brillants, les mouvements brusques, saccadés, ainsi que la parole.

M. B*** se couche; il se lève pendant la nuit. Au point du jour il est chez moi, il prend tous les livres qui tombent sous sa main, les remet en place, les reprend, les retourne, les feuillette; il veut écrire, prend et laisse sa plume. Il se lève, se rassied, sort, revient à moi et me prie d'écrire une lettre à son amie. Je refuse; il trace lui même quelques mots insignifiants, me donne le papier à signer et veut que je signe un nom supposé. Je lui fais observer le danger qu'il y aurait pour moi de faire un faux.... — « Ne craignez rien, je réponds de tout. » Je refuse encore, il insiste, enfin il paraît se rendre : bientôt il prétend que je suis une fille déguisée. Il sort brusquement et va courir dans la cour et dans les jardins; il franchit tous les obstacles, même une barrière de 8 pieds de haut : il se croit une force surnaturelle qui peut surmonter tous les dangers. Je place auprès de mon malade un domestique fort et robuste qui s'attache à tous ses pas, sans en contrarier aucun.

La présence de ce domestique finit par en imposer au malade, tandis que je m'efforce de gagner sa confiance. Dès le second jour, M. B*** vient me faire quelque révélation; mais les idées lui manquent. Dans les jardins il ramasse toutes les pierres qu'il prend pour de l'or ou des diamants, dont il fait une collection dans sa chambre : sur le papier, sur les murs, sur les portes, sur le parquet, sur le sable, il écrit des lignes qu'il appelle des vers; il trace des phrases insignifiantes, et toujours le nom de son amie. La face est habituellement très-rouge, les yeux sont brillants, très-mobiles; le pouls est plein, dur, fréquent : la constipation et l'insomnie sont opiniâtres; l'appétit est vorace, la loquacité est continuelle, la mobilité est incoercible. Néanmoins quelquefois on surprend M. B*** triste, rêveur, les yeux humides de larmes, sans qu'il puisse ou veuille rendre compte de son état.

Pendant les huit premiers jours, boissons émétisées.

Du 8 au 20 mai, activité musculaire plus grande, besoin de détruire tout ce qui se trouve sous sa main : les serrures, le lit, les rideaux, le linge, une flûte, une pipe, tout est cassé ou déchiré. M. B*** croit reconnaître toutes les personnes qu'il rencontre, il cherche à les consoler, les croyant très-malheureuses; il se saisit de tout ce qu'il trouve; par instant, il court avec une vitesse extrême, il s'arrête tout à coup haletant, suant de fatigue ; il paraît un moment rêveur, et repart avec rapidité dès qu'on s'approche de lui. Dans cet état, si je veux le fixer, en le saisissant par le bras, tout le temps que je le retiens, les muscles de la face deviennent convulsifs, il bat du pied, non de colère, mais d'impatience, il agite ses membres et sa tête, non pour menacer, mais par le désir impatient de courir. Si, dans les intervalles de repos, je lui fais des questions, il ne répond point ; si je lui donne des avis, il ne paraît pas me comprendre ; tout son être ne semble tourmenté que du besoin irrésistible de courir. Je l'abandonne à cette impulsion, le malade est déjà bien loin de moi.

20 mai. Vers cette époque, M. B*** devient plus questionneur, parle davantage ; ses mouvements sont moins brusques, ses yeux moins vifs, son visage est moins coloré, il verse des pleurs ; quelquefois il semble reconnaître son état, et témoigner beaucoup de confiance. Il veut écrire à ses parents, mais sa lettre n'a pas de sens. Après trois jours de rémission, le malade a un nouveau paroxysme qui dure trois semaines.

10 juin. Frisson, céphalalgie, chaleur halitueuse ; la face est vultueuse, les yeux sont brillants, le pouls est dur, plein et fort, nausées, langue jaunâtre. Le malade sent le besoin de rester couché et cause raisonnablement.

Le 11. Emétique, qui fait vomir abondamment et provoque plusieurs selles ; le soir, sueur.

Le 12. Disparition des symptômes gastriques, céphalalgie, pouls dur, plein, chaleur halitueuse; sentiment de lassitude général, soif.

Le 13. Saignée du bras ; dans la nuit, sueur et urine abondantes, ainsi que les trois jours suivants.

Le 18. Apyrexie : visage pâle ; le malade croit sortir d'un long rêve ; nulle lésion de l'entendement, grande faiblesse de mémoire.

Le 26. Convalescence ; retour des forces ; quoique le malade ait paru avoir perdu la mémoire pendant le délire, il conserve pendant la convalescence le souvenir des plus petites circonstances de sa maladie ; il me témoigne la confiance la plus absolue, il désire reprendre ses anciennes occupations, il revoit ses amis ; je multiplie autour de M. B*** toutes les occasions de le distraire.—Bains tièdes tous les deux jours.

7 juillet. Signes d'embarras gastrique : boissons émétisées pendant trois jours. Raison parfaite ; déjections alvines abondantes.

Le 21. Ce jeune homme rentre dans la société parfaitement guéri, non-seulement de son délire, mais de son amour. Un an après, il assiste au mariage de celle qui avait été l'objet de sa passion et la cause de sa maladie. Quatre ans plus tard, il se marie lui-même. Depuis, M. B*** est à la tête d'un établissement immense qu'il dirige avec le plus grand succès.

Observation VI (Esquirol).

Un militaire (son père, vingt ans après, est mort aliéné), âgé de 41 ans, commandant d'une place frontière, après avoir supporté toutes les fatigues de la guerre, après avoir échappé aux suites de la rupture de l'artère crurale, devint aliéné, désespéré de n'avoir point obtenu la croix de la légion d'honneur. Après la victoire d'Austerlitz, il prépare un discours à la louange du vainqueur, commande à la garnison de prendre les armes, et la fait mettre à genoux, pour entendre ce discours. Cette conduite du commandant C... suscita des propos qui parvinrent à ses oreilles. Dès le lendemain, il délira et eut des accès de fureur. Son frère vient le chercher, le ramène au sein de sa famille, on le saigne et on le baigne; M. C... est soucieux, est indifférent pour sa femme et ses enfants; il désire fuir sa famille et sa patrie. Après quelques mois il s'échappe et se rend seul à Paris, auprès d'un autre frère; celui-ci l'accueille avec tendresse. Après quelques jours, de nouveaux signes de folie se manifestent; même jalousie, même défiance, même exaltation; le malade est confié à mes soins le 1er avril 1806.

M. C... a les yeux brillants, très-mobiles, la face, très-colorée, est convulsive. Le malade se prosterne à terre, adore le soleil, qu'il regarde comme le père de la nature. Se promène-t-il dans les jardins, il se croit aux Champs-Elysées; ilprend pour les néréides un malade et le jardinier occupés à puiser de l'eau ; un autre est pris pour Rodomanthe, moi-même pour Minos, etc.

Devenu plus calme après quinze jours, M. C... ne se prosterne plus, cause plus volontiers, mais se croit grand prêtre du soleil, fils de Zoroastre, tantôt défiant le Christ, tantôt se croyant Jésus-Christ, destiné à réformer la terre et à rendre les hommes meilleurs. Par moments, il pousse des hurlements, éprouvant des douleurs atroces et s'imaginant qu'un serpent de feu s'échappe du soleil ou de la lune, et s'introduit dans son estomac. On pose des sangsues à l'anus, on donne des bains, des douches, des boissons acidules laxatives.

A la fin du mois d'août, le malade est pris de fièvre gastrique. Au bout de cinq jours, la fièvre prend le caractère tierce intermittent. Je ne prescris aucun remède; la fièvre est abandonnée aux effets de la nature. Après le 7e accès, ce militaire avait recouvré toute sa santé.

Observation VII (Observation personnelle).

La nommée D... est âgée de 49 ans; c'est une femme d'une forte constitution. Cette malade est entrée à l'hospice de la Salpêtrière au commencement de l'année 1859. Pas d'autres renseignements sur l'histoire de cette malade, pas plus que sur sa famille.

Cette femme est atteinte de manie raisonnante chronique; elle se mêle à toutes les conversations qu'elle entend, et cherche toujours à prouver le contraire de ce que l'on discute.

A la visite du matin qu'elle suit régulièrement, elle expose sa façon de penser au médecin en chef sur telle ou telle malade, et va même jusqu'à conseiller quelquefois les remèdes qu'elle est tout étonnée de ne pas voir accepter. Rien ne lui est étranger, histoire, politique, littérature, science, elle cause de tout avec verve et emphase, et d'un ton fier et imposant.

Dans cet état Mme D... est prise d'un érysipèle de la face le 15 juin 1872.

Le jour même, repos et demi-diète.

Le 16. La face devient douloureuse, surtout du côté gauche : bains de pieds sinapisés, purgatif, boissons délayantes, et compresses d'eau de sureau.

Le 17. Fièvre assez forte, du soir au matin le pouls varie de 90 à 100 : eau émétisée.

Le 18 et le 19. Même traitement; la malade est très-abattue et se plaint vivement de ses douleurs.

Le 20. L'érysipèle gagne le cuir chevelu.

Le 21. Raison parfaite, la malade réclame un calmant.

Dans ce but, on lui administre, le 22, une potion avec 3 gr. de chloral hydraté. Nuit calme.

Le 24. On continue la potion : la malade éprouve un grand soulagement; elle peut ouvrir les yeux; elle parle de son ancien état dont elle a actuellement conscience.

Le 28 et le 29. La rougeur commence à disparaître.

Le 30. La malade demande à manger ; son état, tant au physique qu'au moral, s'améliore de jour en jour. Depuis cette époque, la guérison ne s'est pas démentie jusqu'au 1er janvier 1873, époque à laquelle nous avons quitté le service.

Observation VIII (Pinel).

Un joaillier éprouve un accès de manie sans aucune cause connue, et est transporté dans une pension du faubourg Saint-Antoine, où j'étais souvent appelé (c'était en 1786); il était dans une sorte de délire doux et tranquille, se promenait presque toujours dans le jardin ou dans sa chambre, en parlant à voix basse et avec un léger sourire, il répondait avec justesse aux questions qui lui étaient proposées, mangeait à l'ordinaire et était tranquille durant la nuit. Des accès d'une mélancolie profonde se manifestaient durant le printemps et l'automne : alors, pendant un mois et demi ou deux mois, taciturnité sombre, refus de répondre quand on l'interrogeait, traits du visage altérés et sorte de couleur livide.

A chacune des deux saisons, usage de boissons purgatives, de bains froids avec des douches, et enfin des sucs dépurés des plantes. Ces remèdes ne paraissaient produire qu'un soulagement passager ; ils furent continués cinq années sans un progrès sensible et durable pour l'état moral.

Un ictère se déclare tout à coup vers le milieu d'octobre de l'année 1791, sans aucune cause connue et comme par un effort salutaire de la nature. On se borna à l'usage des boissons délayantes ou acidulées avec le suc de citron, et l'ictère se dissipa par degrés après deux mois de durée ; c'est depuis cette époque que la raison s'est rétablie sans aucune rechute.

Observation IX (Esquirol)

M. L..., étudiant en chirurgie, d'un tempérament nerveux, d'une constitution grêle, d'un caractère sombre et mélancolique, avait éprouvé quelques chagrins domestiques avant de se rendre à Paris, où il se livre à l'étude de l'anatomie avec la plus grande ardeur, se nourrissant d'aliments très-peu substantiels. Depuis le printemps, M. L... dort moins, devient querelleur avec ses camarades; il s'imagine qu'on se moque de lui. A la fin du mois de juin, assistant à une eçon du professeur Boyer, M. L... pousse un grand cri en disant : « Je suis perdu, je suis damné, il faut mourir. » On le saigne au pied, à la jugulaire, on lui donne des boissons calmantes et rafraîchissantes; les soins les plus précieux lui sont prodigués; M. L... les repousse avec violence, jette des cris, dit des injures, crache à la figure, ne veut pas boire, et maigrit rapidement en quelques jours.

28 juillet. Le malade est confié à mes soins. Il a la face alternativement pâle et rouge, les traits sont tirés, les yeux sont brillants, fixes, l'haleine est fétide, le pouls est très-fréquent, le délire est général, avec

prédominance de terreurs religieuses; M. L... casse, brise et déchire tout, cherche à se blesser; si on lui offre quelque remède ou des aliments, il devient furieux; plusieurs domestiques ont de la peine à le contenir; sa fureur est quelquefois spontanée; la soif est vive, les déjections sont involontaires.

Le 31. Nouveau paroxysme de fureur instantanée suivi d'un état comateux, que l'on croit simulé. Vers le soir, face très-colorée, peau brûlante, pupilles dilatées, bras droit très-douloureux; quand on veut l'étendre, délire continu. Le soir, urine mêlée de stries de sang. — Boissons acidulées, nitrées; bain tiède, eau fraîche sur la tête, etc.

1er août. Le bras droit est couvert d'une éruption érysipélateuse; l'urine est sanguinolente ; le pouls très-fréquent.

Le 2. Même état que la veille.

Le 5. Exaspération de tous les symptômes; pouls très-fréquent, soubresauts des tendons. Un gros de camphre et un gros de nitre, pris dans les 24 heures; petit-lait vineux; vésicatoires aux jambes.

Le 6. Diminution de la fréquence du pouls; sueurs abondantes.

Le 7. Apyrexie, continuation du délire.

Le 8. Paroxysme de fureur, apyrexie.

Le 9. Délire et fureur.

Le 10. Paroxysme léger, délire, sentiment général de faiblesse, pâleur de la face.

Le 12. Le malade se lève; divagation.—Quinquina camphré.

Le 16. Eruptions sur tout le corps.

Le 18. Les boutons blanchissent; par instants, délire. — Eau vineuse pour boisson.

Le 22. Retour progressif des forces ; le malade est inquiet plutôt que délirant.

Le 28. Convalescence.

Le convalescent est mis à l'usage des analeptiques, du lait ; il fait de l'exercice, voit ses parents avec calme, et enfin, après quelqués jours de rêvasserie, il retourne au sein de sa famille, où après une convalescence lougue et pénible, sa santé se rétablit parfaitement. M. L... est plusieurs mois avant de pouvoir reprendre ses études ; son cerveau était resté affaibli. Après un an, il revient à Paris, reprend ses études médicales avec le plus grand succès.

Observation X.

Au mois de janvier 1862, une jeune femme de 25 ans, mère d'un enfant de 4 mois, qu'elle allaitait, vint, le soir, me consulter. Elle me dit : « Je suis extrêmement malheureuse ; j'aime beaucoup ma petite fille, qui est ma consolation dans la solitude où me laisse bien souvent mon mari, qui est domestique d'une grande maison. Eh bien ! un penchant violent m'entraîne à la jeter par la fenêtre. J'ai résisté jusqu'ici, à force d'énergie et de raison ; mais mon énergie et ma raison s'épuisent, et je crains de ne pouvoir me combattre plus longtemps. Lorque cette tentation s'empare de moi, je m'éloigne avec horreur de la croisée, je presse avec une sorte de convulsion ma pauvre petite dans mes bras, je la couvre de baisers, et pour quelques instants, le calme se rétablit. Mais ces moments de tranquillité sont de plus en plus courts, et les mauvaises pensées de plus en plus fréquentes et impérieuses, surtout depuis quelques jours. » Les fonctions du cœur, la respiration et la digestion n'étaient nullement dérangées. Je fis bien des questions pour tâcher de découvrir la cause de cette monomanie infanticide, mais ce fut inutilement. Je cherchai donc simplement à rassurer cette malheureuse jeune femme, en lui affirmant que cette maladie était parfaitement connue, et que nous parviendrions bien certainement à la guérir. Je lui prescrivis des bains de pieds sinapisés, une potion calmante avec les extraits de belladone et de jusquiame, quelques bains entiers très-prolongés, avec des compresses froides fréquemment renouvelées sur la tête, etc. Je l'engageai à revenir de temps en temps me rendre compte de son état. Elle revint en effet, huit jours après, et me dit que, pendant quelques jours, elle avait été beaucoup mieux, mais que, depuis l'avant-veille, elle était retombée très-fortement dans ses malheureuses tentations. Purgatifs aloétiques, bains entiers, etc. Quinze jours après (au commencement de février), la malade vint me voir de nouveau, et ne savait comment m'exprimer la joie qui remplissait son cœur; elle pouvait maintenant jouir en toute liberté du bonheur d'aimer et de caresser son enfant; plus aucune mauvaise pensée; etc. Mais le front, les joues et le menton portaient de nombreux boutons recouverts çà et là de croûtes jaunâtres aplaties, de la grosseur d'un petit pois; ils étaient le siége de cuissons et de démangeaisons (dartre lichénoïde impétigineuse).

Nous avons fait voir jusqu'ici, par les différentes observations, dont quelques-unes sont empruntées à Esquirol et à Pinel, l'influence salutaire qu'exercent les affections aiguës intercurrentes dans le cours des affections mentales; il nous reste maintenant à étudier la manière dont s'effectuent ces transformations.

Tous les auteurs, y compris Lorry et Esquirol, sont muets sur ce sujet. Esquirol (1) ne se plaît qu'à constater le fait : « Il est peu de maladies chroniques, dit cet illustre médecin, qui n'aient été guéries par le développement d'une fièvre inattendue. Tous les praticiens ne cessent d'exprimer le regret de n'avoir pas en leur pouvoir la faculté d'exciter la fièvre; plusieurs ont essayé de la faire naître. Le médecin chargé de l'hospice des insensés de Tubingen, en Wurtemberg, fait prendre aux aliénés de son hospice le muriate de mercure doux, à doses répétées, afin d'exciter un mouvement fébrile, ce qui lui réussit quelquefois. Les bains froids, les affusions ont le même résultat.

« Ce que l'art ne peut toujours faire, la nature l'opère pour quelques individus, et il n'est pas rare que non-seulement des fièvres symptomatiques, mais des fièvres essentielles jugent la folie. »

(1) Esquirol. T. I, p. 173 et 174.

Pinel, comme son élève que nous venons de citer, ne paraît voir également dans ces cas de folie guéris par une maladie incidente, qu'une simple coïncidence.

Pour nous au contraire, qui, depuis que notre attention a été éveillée sur ce sujet, avons observé de très-près les différents phénomènes qui se passent sous cette influence morbide étrangère, il ne nous est plus permis de voir là une simple coïncidence. La maladie joue ici le rôle d'un puissant dérivatif; et ce n'est pas ailleurs, suivant nous, qu'il faut chercher la cause de la guérison ou de l'amélioration, suivant les différents cas de vésanies.

Comment se produit cette dérivation efficace, en vertu de quelle loi, l'aliéné, sous l'influence d'une maladie aiguë, recouvre-t-il la raison, dans certains cas?

C'est là une question plus difficile à résoudre, que le fait ne l'était à démontrer. Néanmoins, nous croyons pouvoir en donner une explication, qui, si elle n'a pas le mérite d'être claire et précise, et partant de satisfaire un esprit rigoureux, aura du moins celui d'être neuve.

Nous sommes en présence d'un maniaque; ce malade vient à être atteint d'une affection aiguë quelconque : cet aliéné, qui, tout à l'heure, vivait au milieu de ses illusions, se sent tout à coup envahi par quelque chose d'insolite, dont il ne peut se rendre compte; mais son être ne reste pas insensible à cette action morbide, qui provoque chez lui des douleurs plus ou moins vives ; peu à peu, la maladie faisant des progrès, les douleurs augmentent; quoi qu'il fasse, cet aliéné ne peut les éviter, vu qu'elles sont continues. Dans cet état, durant lequel sa physionomie trahit la souffrance, il est pour ainsi dire obligé de renoncer à ses chimères, toute son attention se trouvant fatalement attirée vers un autre côté.

Dès lors son délire l'abandonne, et il ne s'occupe plus que de ce qui le fait souffrir, laissant ainsi de côté ses anciennes conceptions fausses, quitte à les reprendre plus tard, dans le cas où la dérivation n'aura pas été suffisante. La douleur physique l'emporte dans ce cas sur la douleur morale ; c'est ce qui prouve la vérité de cet axiome : *Duobus doloribus simul obortis, vehementior obscurat alterum.*

La maladie aiguë qui est venue s'enter sur l'affection mentale a agi à la manière d'un puissant dérivatif ; elle a imprimé à toute l'économie une violente secousse dont les heureux effets ont retenti jusque dans son cerveau malade. C'est là un moyen que la nature emploie quelquefois, et qui réussit là où l'art est souvent impuissant.

Mais nous ne pouvons passer sous silence un fait qui vient corroborer l'explication que nous venons de donner ; il est relatif à une certaine catégorie d'aliénés, nous voulons parler des hallucinés proprement dits. Chez ces malades, en effet, dont le délire est exclusivement borné à des hallucinations pénibles et douloureuses, le phénomène inverse se produit, c'est-à-dire que ces malades en raison des souffrances que leur cause l'affection cérébrale, restent plus ou moins rebelles à l'action de telle ou telle maladie incidente, quelle qu'en soit l'intensité : C'est là un fait important à signaler et que le médecin ne devra pas ignorer, relativement au traitement qu'il aura à instituer contre cette redoutable affection.

En présence de cette influence si salutaire produite par la maladie, est-ce à dire pour cela qu'il faille rester complètement indifférent et laisser ainsi de côté le traitement moral? Assurément, non : car dans beaucoup de cas, dans tous ceux, par exemple, où l'affection incidente présente des caractères d'acuité peu marqués, le traitement moral doit marcher de pair avec le traitement physique qui est ici représenté par la nature; c'est de la fusion en effet de ces deux éléments que jaillira la guérison; on ne devra jamais, dans ces cas, négliger ce puissant auxiliaire.

Témoin ce mélancolique que nous avons cité dans notre première observation; chez lui, en effet, il est évident que le tableau alarmant des symptômes de la vérole, qui lui a été fait, n'a pas le moins contribué à sa guérison. On peut dire que le traitement moral est surtout utile, pour ne pas dire indispensable, dans toutes les affections intercurrentes où la douleur ne joue qu'un rôle secondaire. Dans les cas contraires, il est inutile de s'en préoccuper ; la nature seule agit, et son action est plus efficace que tous les remèdes. N'avons-nous pas encore vu des exemples de femmes enceintes aliénées, qui recouvrent leurs facultés, après les douleurs de l'enfantement?

Les différentes considérations que nous venons d'exposer, nous fournissent l'occasion de nous arrêter un moment sur une théorie émise dans ces derniers temps par un médecin, recommandable à plus d'un titre, nous voulons parler de la folie holopathique de M. Marchal de Calvi.

Cette question présente quelques points de contact avec notre sujet, et mérite d'être examinée avec attention. Pour ce médecin distingué, toute affection se déclarant chez un aliéné est symptomatique d'une affection cérébrale. C'est ainsi qu'une bronchite, un herpès, une pneumonie, la goutte etc., survenant chez un aliéné, et jugeant l'affection première, sont désignées sous les noms de folie bronchique, folie herpétique, folie pneumonique, folie goutteuse etc. :

Ces différentes affections n'étant, d'après cet auteur, que des manifestations, ou même des symptômes de la folie. Il n'existerait pas en un mot, d'après cet habile théoricien, de folie essentielle ; la folie ne serait pas autre chose qu'un symptôme accompagnant telle ou telle affection.

Prenons un exemple emprunté à la *Tribune médicale* :

Observation XI.

M. G***, rue des Carmes, à Caen, âgé de 38 ans, d'une assez bonne constitution, n'ayant jamais eu d'éruption, ni de sécrétion supprimée; après de vives peines morales, fut pris, au mois de juin 1847 d'une monomanie triste, avec accès de fureur fréquents, et refus obstiné d'aliments. Il entra au Bon-Sauveur, au mois de juillet suivant, et en sortit deux mois après, affecté d'une maladie de poitrine qui paraissait très-grave. Sa folie s'était dissipée à mesure que cet autre mal avait pris plus d'intensité. Au mois d'octobre, lorsque je fus consulté, sa maigreur avait fait des progrès effrayants; une toux sèche, avec des crachats sanglants, le tourmentait nuit et jour. La percussion et le stéthoscope nous fournissaient les signes d'une bronchite généralisée, avec quelques points pneumoniques. G*** prit trois bains de vapeurs aromatiques, à trois jours d'intervalle, et voici ce qui arriva : après le deuxième bain, une sueur abondante, accompagnée de petits boutons nombreux et de fortes démangeaisons sur la poitrine et sur les membres produisit un mieux notable. Après le troisième, l'éruption prit un grand développement, surtout vers les cuisses, où elle fut favorisée, immédiatement après le lit de sueur, par des frictions d'huile de croton. Le lendemain et les jours suivants, elle avait pris sur les bourses l'apparence d'une dartre squameuse humide. La toux disparut alors entièrement. La santé devint très-bonne, et l'embonpoint fit chaque jour de rapides progrès. »

Que s'est il passé ? dit le rédacteur de ce journal (1).

Le sujet était herpétique, dartreux, sans que rien eût pu en donner l'idée ; car on s'est habitué à ne juger de la diathèse herpétique ou dartreuse, que par ses manifestations externes. On ne voit que ce qui se voit, ce qui réalise une sorte de myopie intellectuelle. Le malade n'avait jamais eu d'éruption. Le premier symptôme fut l'affection psycho-cérébrale, la mélancolie avec accès de fureur ; le deuxième fut l'affection broncho-pneumonique, le troisième, habilement provoqué, fut l'exphorèse cutanée, sudorale, et dermatosique ; et c'est le troisième qui donna la caractéristique des deux autres ; le symptôme cérébral était herpétique, comme le symptôme thoracique était herpétique, comme le symptôme cutané était herpétique.

Ainsi voilà un herpès, dont les principaux symptômes sont des troubles intellectuels, une bronchite ; de plus, cet individu, avant son éruption, habilement provoquée, était herpétique ; et cependant, jusque-là, il n'avait jamais eu aucune manifestation extérieure de cette affection ; comment donc, dans ce cas, diagnostiquer une semblable maladie ? Quoi qu'en dise

(1) Voir Tribune médicale, n. 172, 173 et 174 (1871).

M. Marchal de Calvi, nous n'aurons jamais l'idée de penser à un herpès, en voyant une maladie mentale compliquée de bronchite.

Raisonner de la sorte, ce n'est certainement pas résoudre la question de savoir si la folie est essentielle, ou symptomatique, comme tiendrait à le faire admettre cet honorable médecin, trop partisan, dans ce cas, de la méthode d'Hahnemann.

Quant à nous qui sommes bien persuadé que la folie est une maladie comme toutes les autres, c'est-à-dire qui a ses symptômes propres, et vraisemblablement une lésion locale, mais que nos moyens d'investigations ne nous ont pas encore permis de reconnaître ; nous ne craignons pas de rejeter une semblable théorie, qui, à notre sens, ne fait que reculer la question et ne la résout pas ; et nous sommes heureux, à propos de ce sujet, de nous étayer ici de l'autorité d'Esquirol, de Griesinger et de M. le Dr Moreau (de Tours).

De ce qu'un accès de folie se déclare après ou dans le cours d'une affection quelconque (herpès, bronchite, pneumonie, goutte), est-on en droit d'en inférer que la folie dans ces différents cas, est de nature herpétique, bronchique, pneumonique ou goutteuse, comme le voudrait M. Marchal de Calvi ?

Les prémisses d'où part cet auteur sont évidemment fausses ; et les conclusions auxquelles il arrive, le sont fatalement.

Dans tous les cas que nous venons de rappeler, où il s'est déclaré une affection mentale, ou bien dans les cas contraires, c'est-à-dire, dans ceux où une affection aiguë est venue s'enter sur une affection mentale, il ne faut voir qu'une simple coïncidence, et ne pas prendre l'effet pour la cause et *vice versa*, comme tend à le démontrer la théorie plus subtile que rationnelle de M. Marchal de Calvi.

Après cette courte digression, il ne nous reste plus qu'à tirer des faits que nous avons signalés, les conclusions qui en découlent naturellement.

La plupart des auteurs n'ont voulu voir dans ces cas de guérison dus à des affections intercurrentes, qu'une simple coïncidence; c'est ce qui explique leur mutisme à cet égard; et c'est là la raison qui nous a engagé à entreprendre cette thèse, pour combler une des nombreuses lacunes que présentent les divers traités d'aliénation mentale. Esquirol lui-même n'est pas à l'abri de ce reproche; voici ce qu'il dit (1): « Ce sont des faits plus curieux qu'utiles, qui restent isolés et ne peuvent fournir aucune vue thérapeutique, ni guider le médecin dans le traitement de l'aliénation mentale. » Que les faits restent isolés, comme le dit cet auteur, ce n'est pas contestable, vu qu'ils sont assez rares. Mais en rétorquant l'argument, nous disons que ce sont des faits qu'il importe le plus au médecin de ne pas ignorer, car ils jouent un rôle très-important dans le traitement des affections mentales; on peut même dire que l'apparition d'une maladie aiguë dans le cours d'une

(1) Esquirol. T. I, p. 196.

affection psycho-cérébrale, constitue, pour un médecin expérimenté, un des moyens les plus puissants pour amener la guérison, quoi qu'en dise Marcé.

On ne devra donc jamais négliger ce moyen, toutes les fois qu'il se présentera, c'est-à-dire qu'on devra entretenir la maladie aiguë par tous les moyens que l'art met à notre disposition, à moins de contre-indications ; dans certains cas même, on essaiera de provoquer cette crise.

Paris. A. Parent, imprimeur de la Faculté de Médecine, rue Mr-le-Prince, 31.

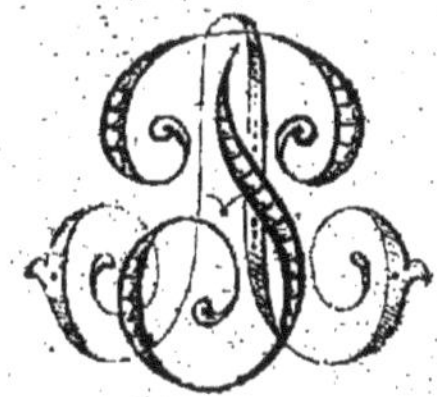

A. Parent, imprimeur de la Faculté de Médecine, rue M.-le-Prince, 31.

www.ingramcontent.com/pod-product-compliance
Ingram Content Group UK Ltd.
Pitfield, Milton Keynes, MK11 3LW, UK
UKHW020403220726
13923UKWH00004B/1717

9 782019 219192